Docteur Sylvain CAILLOL

Le Diabète Sucré chez l'enfant

MONTPELLIER
GUSTAVE FIRMIN ET MONTANE

LE
DIABÈTE SUCRÉ
CHEZ L'ENFANT

PAR

Sylvain CAILLOL

DOCTEUR EN MÉDECINE
EX-INTERNE DE L'HOPITAL DE CETTE

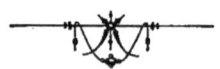

MONTPELLIER
G. FIRMIN ET MONTANE, IMPRIMEURS DE L'UNIVERSITÉ
Rue Ferdinand-Fabre et Quai du Verdanson
—
1900

A mon Père et à ma Mère

A ma Sœur et à mes Frères

A tous mes Parents

S. CAILLOL.

A mon président de Thèse
M. le professeur Baumel

Aux Maîtres de cette École

A M. le docteur Ducloux
CHIRURGIEN EN CHEF DE L'HOPITAL DE CETTE

A M. le docteur Petit
MÉDECIN EN CHEF DE L'HOPITAL DE CETTE

A mes Amis

S. CAILLOL.

AVANT-PROPOS

Au moment de produire ce modeste travail et de remplir notre dernière formalité scolaire, nous éprouvons une émotion bien compréhensible. C'est qu'il nous reste, suivant un usage presque constant, à remercier, ici-même, ceux qui ont acquis des droits à notre reconnaissance.

Nous avons dédié notre thèse à notre père et à notre mère, dont l'affection, jamais en défaut, sut nous rendre agréable la vie, dure à tant d'autres, et excusa bien des faiblesses ; puissions nous leur faire oublier toutes les privations qu'ils s'imposèrent en vue de notre avenir. A notre sœur et à nos frères, nous voulons aussi rappeler notre attachement et notre affection.

Nous avons, au cours de nos études, rencontré bien des sympathies ; l'éloignement n'effacera pas de notre mémoire « les joyeux gallans que nous suivîmes » et nous garderons une amitié toujours neuve à ceux qui furent le charme et la joie de nos heures de loisir, et que, dans les causeries si franches, si généreuses de la jeunesse, nous sentîmes proches de notre âme.

Mais nous voulons remercier surtout ceux qui eurent la tâche ingrate de nous donner la meilleure des choses, la plus utile et la plus grande : l'instruction, qui, de nous, eût fait vraiment un homme, si notre application eût répondu au savoir de nos éducateurs.

Nous exprimons notre sincère gratitude à M. le professeur Baumel qui nous a fait l'honneur de présider cette thèse. C'est en assistant aux leçons cliniques aussi intéressantes que savantes de ce Maître que nous avons conçu l'idée de traiter du Diabète infantile. La question avait déjà été étudiée dans des œuvres de mérite, et nous eussions certainement reculé devant un tel sujet. Mais les leçons de M. le professeur Baumel nous firent concevoir des aperçus nouveaux, ou du moins non encore exposés dans une thèse.

Nos conclusions, en effet, diffèrent de celles déjà émises ; si toutes les opinions que nous formulons ne répondent pas à des réalités reconnues, la prudence scientifique du Maître qui les inspira nous est un sûr garant qu'elles seront les vérités admises de demain.

LE
DIABÈTE SUCRÉ
CHEZ L'ENFANT

HISTORIQUE

L'étude du diabète sucré, observé chez les enfants, est de date tout à fait récente, et, comme le faisait remarquer notre Maître M. le professeur Baumel, dans sa communication au congrès international de médecine du mois d'août 1900, la connaissance de cette maladie, même chez l'adulte, ne remonte pas bien loin dans l'histoire de la médecine. Thomas Willis en 1674, grâce à la saveur mielleuse de l'urine de certains de ses malades, faisait la distinction entre le diabète sucré et le diabète insipide. Morton, John Rollo, Pool et Dobson, vers la même époque, se distinguaient de leur côté dans l'étude de la méliturie.

Mais, pour ce qui concerne le diabète infantile, on peut dire que c'est dans ce dernier quart de siècle seulement qu'il a été étudié d'une manière approfondie.

Dès lors, se succèdent les thèses de Redon, inspirée par

MM. Ollivier et Lecorché ; de Lapierre, de Leroux, qui, s'appuyant sur des documents personnels, met au point cette quesquestion encore neuve ; de Rojas, de Mlle Bielooussoff, élève de M. Lancereaux.

A l'étranger, les travaux de Külz et de Wegeli, la thèse de Viedergesass, les Traités des maladies des enfants de Weste et de Vogel, les études de Robert Saundby, contribuent à augmenter nos connaissances sur le diabète infantile. Cette affection, signalée comme une rareté par Bouchut, pénètre dans la littérature médicale par les Traités de Despine et Picot, de Descroizilles, et celui plus récent de Grancher avec l'article admirable de H. Leroux.

Enfin, on peut consulter dans les comptes rendus des divers congrès de médecine (section de pédiatrie), les importantes communications de MM. Charrin, Lancereaux, Teissier et Baumel, et c'est à la communication faite par ce dernier que nous empruntons le plus, de même qu'à ses précédents travaux ayant trait à la question et cités en notre bibliographie.

ETIOLOGIE

Dans l'année scolaire 1890-1891, sur 242 cas des malades du service de pédiatrie de Montpellier, et sur 890 cas des malades externes, il ne s'était pas présenté, comme on peut le voir dans le rapport de Giral, un seul cas de diabète.

Encore aujourd'hui, les observations de cette affection sont très rares avant 15 ans, bien qu'il y ait une tendance à croire que leur nombre augmentera à mesure qu'on saura mieux les dépister. L'âge paraît avoir une certaine influence sur l'éclosion du diabète infantile, qui serait fréquent dans la deuxième enfance, surtout à 11 ans et à 12. Mais on en a observé à toutes les époques : à 10 mois (Hagenbach), à 7 mois (Rossbach), à 6 mois (Rœsing), à 6 mois — observation ci-incluse — à 3 mois (Bel), à 14 jours même, dans le cas de Kitselle, qui avait trait à son propre fils.

Le diabète survenu dans les premiers mois de la vie a été, il est vrai, rapporté par de nombreux auteurs à de la simple lactosurie, au passage du lactose dans l'urine dû à des troubles intestinaux ; mais bien d'autres ne pensent pas de même, ainsi que nous l'exposerons plus loin. Quoi qu'il en soit, la statistique de Leroux donne la moyenne suivant les âges :

De 4 cas au-dessous de 1 an ;
— 23 cas de 1 an à 5 ans ;
— 43 cas de 5 ans à 10 ans ;
— 77 cas de 10 à 15 ans.

Au contraire de ce qui se passe chez les adultes diabétiques, où les hommes l'emportent sur les femmes comme 7 est à 3, on remarque chez les enfants une légère prédominance, comme 5 est à 3, dans le nombre des filles atteintes, du moins après les 5 premières années de la vie.

La race exerce-t elle une influence sur les enfants comme chez les adultes, parmi lesquels les juifs fournissent tant de diabétiques, alors que les nègres sont exceptionnellement atteints ? Nous ne croyons pas que la question soit résolue.

De toutes les causes prédisposantes du diabète infantile, celle à laquelle on a voulu donner le plus d'importance est l'hérédité, soit l'hérédité similaire, soit, dans un sens plus large, l'hérédité neuro-arthritique. Et, dans certains cas, en effet, on a trouvé chez les ascendants directs ou chez les collatéraux le diabète; dans d'autres cas, des affections nerveuses, en particulier les troubles mentaux de l'aliénation mentale; dans d'autres encore, la goutte, le rhumatisme, l'obésité et autres affections dépendant des troubles de la nutrition. Cependant, comme le dit excellemment M. Baumel, « on ne doit incriminer l'*hérédité diabétique* que lorsqu'on n'a pas autre chose à invoquer. »

Une cause déterminante de l'affection que nous étudions réside dans les traumatismes. On ne discute plus aujourd'hui la réalité du diabète traumatique chez l'adulte; il n'est, certes, pas moins réel chez l'enfant, que ses pas mal assurés prédisposent aux chutes.

Il s'agit le plus souvent de traumatismes ayant porté sur la boîte crânienne; mais les coups peuvent avoir frappé le dos, les reins, l'épigastre par exemple.

On a mis en cause, dans des cas du reste rares, le chloroforme et le protoxyde d'azote employés dans un but anesthésique.

On a surtout incriminé les affections nerveuses, les unes, avec lésion des centres nerveux, telles la méningite tuberculeuse, l'hydrocéphalie aiguë, un gliome du quatrième ventricule, les autres pures névroses, comme la danse de Saint-Guy, comme l'épilepsie. Les chagrins, le surmenage cérébral, paraissent agir de la même façon. Signalons aussi le froid, surtout le froid humide.

La dentition ne doit pas être oubliée ; nous devons nous rappeler le mot de Trousseau : « Bel enfant jusqu'aux dents ». Et l'action de l'évolution dentaire sur le diabète de l'enfant paraît bien évidente si l'on songe aux connexions étendues que les racines sensitives du trijumeau affectent avec une région dont on a démontré l'importance en ce qui concerne cette maladie : nous voulons parler du plancher du quatrième ventricule.

On verra, en effet, dans nos deux premières observations, que la glycosurie dépendait de l'évolution dentaire.

L'alimentation a une grande action étiologique sur le diabète de l'enfant, que cette alimentation soit insuffisante ou plutôt qu'elle soit pervertie.

Le diabète infantile a été rapporté à des maladies infectieuses antérieures : impaludisme, fièvres éruptives, dysenterie, typhus, et ceci nous amène à parler du diabète par contagion, que certains auteurs admettent.

L'embarras gastrique a pu aussi déterminer l'apparition du diabète, bien qu'on n'ait voulu faire de lui qu'un syndrome, indice de la maladie méconnue. On a voulu faire, récemment, de l'ictère catarrhal une cause de diabète ; nous croyons qu'il est plus juste de rapporter les deux affections à une même intoxication gastro-intestinale ayant gagné le foie aussi bien que le pancréas.

Signalons comme élément étiologique l'aplasie pancréatique, décrite récemment par Lancereaux, et qui consisterait dans un arrêt de développement du pancréas. Nous reviendrons plus longuement sur ce sujet en étudiant la pathogénie de l'affection et nous verrons, à ce moment, qu'on peut même concevoir l'idée d'un diabète congénital.

Enfin une affection abdominale peut retentir sur le pancréas, et nous le ferons ressortir dans notre troisième observation, où le petit glycosurique présente en même temps des lésions péritonéales.

ANATOMIE PATHOLOGIQUE

Ce chapitre ne nous retiendra pas longtemps, car les observations du diabète infantile sont toutes d'une brièveté regrettable en ce qui concerne les lésions anatomiques, et nous n'avons, à ce sujet, aucune expérience personnelle.

Les lésions du système nerveux central consistent en congestion des méninges et de la pulpe cérébrale. Il peut y avoir aussi congestion ou tumeur du plancher du quatrième ventricule.

Le sang contient plus de sucre qu'à l'état normal. Il peut présenter un certain degré de lipémie ; **MM.** Sandwers et Hamilton ont même vu de fins lobules graisseux obstruant les capillaires ; les poumons, parfois, ont présenté de l'infiltration tuberculeuse, et même des cavernes, mais plus rarement que ne voudraient ceux qui prétendent faire de la tuberculose pulmonaire la terminaison habituelle du diabète de l'enfant.

L'estomac, qu'on a trouvé dilaté, est le plus souvent sain, ainsi que les intestins.

Le foie présente une fréquente hypertrophie. La rate est généralement saine. Les lésions du pancréas sont constantes. Il est diminué de volume ; il est sclérosé ; des calculs, des bouchons muqueux peuvent obstruer ses canaux. Il peut être bridé par des adhérences péritonéales.

Nous sommes heureux de dire que c'est notre maître, M. le professeur Baumel, qui a découvert les lésions de cet organe dans le diabète gras, lésions admises par Dreyfous dans sa thèse d'agrégation, par Teissier, et que Lancereaux ne se refuse plus à reconnaître, bien que, au congrès de Lyon encore, où il était rapporteur, il eût mis le diabète gras sur le compte de la goutte, d'un trouble de la nutrition.

Les capsules surrénales n'ont subi aucune modification.

Les reins sont sains, quelquefois anémiés, plus souvent volumineux et hyperhémiés.

L'examen clinique de l'œil peut faire découvrir du sucre dans l'humeur aqueuse et dans l'humeur vitrée.

SYMPTOMATOLOGIE

La symptomatologie du diabète dans le jeune âge est excessivement complexe, ce qui rend difficile la tâche d'en tracer un tableau d'ensemble.

Polyurie, glycosurie, polydipsie, polyphagie aboutissant à l'autophagie terminale, tels sont les symptômes ne différant pas de ceux qu'offrent les adultes ; mais leur recherche est plus délicate et l'évolution de la maladie est aussi plus intéressante.

La polyurie est presque constante ; c'est même le symptôme qui le plus souvent donne l'éveil, lorsque le petit malade mouille 20, 30 et plus encore de couches dans les 24 heures.

Au-dessus de 3 ans, l'enfant pisse de 1 litre 1|2 à 5 litres par jour ; Leroux cite un cas de 9 litres 1|2, Mlle Bielooussoff un de 11 litres, Cautain un de 13 ; enfin, un cas de 16 litres est rapporté par Descroizilles et Schindler.

La quantité d'urine varie, du reste, d'un jour à l'autre, cette différence atteignant dans certains cas 2 et 3 litres.

La pollakyurie est plus intense le jour que la nuit.

Un signe de diabète est l'énurésie, lorsqu'elle survient chez un enfant qui jusque-là retenait bien son urine.

Celle-ci est claire, jaune pâle, verdâtre. Elle est quelquefois un peu opalescente et peut contenir des flocons de mucus. Dans les cas où le sucre est en grande quantité, elle est trouble.

Son odeur n'a rien de caractéristique.

La saveur, au dire des auteurs, en est sucrée.

Sa densité, toujours supérieure à celle de l'urine normale, varie entre 1.010 et 1.040. Redon cite un cas où elle atteignit 1.070.

Au moment de l'émission, l'urine du diabétique est toujours acide.

La glycosurie est l'élément essentiel, nécessaire du diabète. Certains auteurs et M. Baumel, en particulier, considèrent toute glycosurie, même passagère, comme un degré plus ou moins atténué du diabète sucré. Dans les formes graves de cette affection, la glycosurie est permanente et ne disparaît que pour peu de jours, sous l'influence d'une maladie intercurrente, d'un purgatif, d'un accès de fièvre.

Toutes proportions gardées, l'enfant pisse plus de sucre que l'adulte.

Pour ce qui est de l'urée, les observations n'ont rien de concluant et, aux cas d'azoturie rapportés, nous opposerons entre autres celui observé par M. Baumel, dans lequel l'urée et le glycose suivaient deux courbes absolument contraires, l'urée diminuant au fort de la glycosurie, pour augmenter à mesure de l'efficacité du traitement. Du reste, l'azoturie ne peut être mesurée à l'urée, car cette dernière peut dépendre de l'alimentation.

Les recherches de l'albumine et de l'acétone ont donné des résultats variables.

L'examen microscopique décèle des cellules épithéliales du rein et, dans les cas de coma diabétique, de véritables cylindres.

La polydipsie marche de pair avec la polyurie; le malade éprouve une soif impérieuse, insatiable. L'enfant non sevré réclame le sein par ses cris, par ses pleurs ; il n'est jamais rassasié.

Plus âgé, l'enfant boit à tout instant et, pour y parvenir, déjoue toute surveillance.

La polyphagie est moins constante ; on cite pourtant des cas où l'enfant mange 4 et 6 fois plus qu'avant sa maladie. Il est généralement constipé. La langue est sèche, rouge, vernissée et ne redevient humide qu'après les repas. Les gencives sont souvent altérées et saignent à la moindre excitation. L'haleine se ressent de l'état de la bouche et du système digestif : elle est fade et peut devenir infecte. L'acidité de la salive est de règle et offre au développement du muguet, si fréquent d'ailleurs chez les enfants, un milieu tout à fait favorable.

Le cœur est normal, mais ses bruits s'affaiblissent lorsque la maladie, progressant rapidement, n'est pas loin d'emporter le sujet. Il peut exister de l'œdème, soit à la face, et les paupières sont prises les premières, soit aux malléoles, aux jambes, aux mains. Cet œdème, que l'on considère généralement comme indépendant de l'albuminurie, peut s'accompagner d'ascite, d'hydropisie généralisée, d'anasarque.

La température centrale reste à peu près normale ; elle diminue toutefois d'une manière très accusée pendant les crises d'acétonémie.

Nous n'avons rien à signaler en ce qui concerne l'appareil respiratoire.

La peau est sèche, ridée comme celle des vieillards ; elle est pâle, décolorée ; les petits malades ont un teint d'anémiques. Ils suent très rarement. Assez souvent, ils éprouvent un prurit généralisé qui les amène à se gratter. Des irruptions diverses peuvent se produire, eczéma, ecthyma, zona. Signalons, en ce qui concerne la peau, les furoncles et les anthrax, sans insister toutefois sur les relations bien connues qu'ont ces affections avec la glycosurie et sur leur importance en ce qui concerne le diagnostic.

On a signalé chez les petites filles du prurit vulvaire, de l'érythème dû au contact de l'urine sucrée, de la leucorrhée et du retard dans l'établissement de la menstruation ; chez les garçons, de la balanite et de l'inflammation du prépuce.

Les troubles du système nerveux sont moins intenses que chez l'adulte. Toutefois le caractère de l'enfant se modifie, soit qu'il demeure mou, indolent, apathique, soit, au contraire, qu'il devienne irritable, capricieux et grognon.

Dans tous les cas, le travail devient difficile, l'enfant ne joue plus, il évite tout exercice. Souvent même son intelligence est atteinte.

Un symptôme fréquent est la céphalalgie, tenant éveillé la nuit le petit malade, que ses fréquents besoins d'uriner empêchent aussi de dormir. La somnolence intense est signe de coma prochain, de même que le délire et les convulsions.

Le sens de la vue est souvent atteint et l'acuité visuelle va diminuant, suivant que le mal empire.

De Graefe affirme la fréquence relative de la cataracte chez les enfants diabétiques. Cette cataracte est molle et suit parfois les mêmes oscillations que la glycosurie.

Notons enfin que l'état général est très mauvais ; il se fait un amaigrissement considérable, véritable autophagie qui parfois est très rapide.

PATHOGÉNIE

L'étude pathogénique du diabète commence, nous pouvons le dire, avec les remarquables travaux de Claude Bernard.

On savait que le sang du diabétique contient, tout comme son urine, du sucre plus qu'à l'état normal ; mais les causes de cette hyperglycémie restaient inconnues.

Claude Bernard, en 1849, découvrit la fonction glycogénique du foie. De plus, il démontra par la piqûre du quatrième ventricule produisant l'hyperglycémie, l'influence du système nerveux sur cette fonction.

Il mit en cause le foie.

Vinrent les expériences de Bernstein, qui s'occupait, lui, de sécrétion pancréatique. Or, par l'excitation du bout central du pneumogastrique, dont le résultat avait été seulement l'hyperglycémie pour Claude Bernard, il obtint l'arrêt de la sécrétion du pancréas.

Dès 1881-82, M. Baumel, frappé du rapprochement que l'on pouvait établir entre ces deux expériences, le mit en lumière, et, s'appuyant sur des constatations anatomo-pathologiques, exprima l'idée que, dans le diabète sucré, c'est le pancréas qui est en cause.

Depuis lors, Bouchardat, Lancereaux, Lépine, Thiroloix ; à l'étranger, Von Mering, Minkowski, ont fait prévaloir cette assertion, et Robert Saundby, de Birmingham, a pu dire, parlant de notre Maître : « A lui donc revient de droit l'honneur dû à l'auteur qui le premier a reconnu distinctement la pleine signification de la lésion pancréatique dans le diabète ».

Nous nous contenterons de rappeler, ne voulant pas étendre outre mesure les limites de ce chapitre, le résultat des remarquables expériences entreprises par M. le professeur Hédon, et démontrant que la suppression totale du pancréas entraîne le diabète, alors que ce dernier n'apparaît pas s'il reste une portion de la glande, ou si l'on transplante sous la peau de l'abdomen une portion de la glande extirpée.

Pour certains auteurs, entre autres Lépine, le pancréas est une glande vasculaire sanguine qui élabore un ferment glycolytique et le déverse dans le sang. Ce ferment est destructeur du sucre et lorsqu'il vient à diminuer, l'incomplète consommation du glucose entraîne le diabète. On allègue, en effet, d'une part, que le pouvoir glycolytique du sang de la veine pancréatique est plus grand que celui de la veine splénique, d'autre part, que le pouvoir glycolytique du sang des diabétiques est fort abaissé.

Dans une conception heureuse, M. Baumel a dit que le diabète était au pancréas ce que l'ictère est au foie ; on obtient, en effet (Charrin), le diabète expérimental par infection du canal de Wirsung. Et, de même que la colique néphrétique peut exister chez l'enfant, il peut bien exister aussi chez lui ce que M. Baumel appelait la colique pancréatique, lorsque, dans sa première leçon comme professeur de clinique infantile, il nous présentait un enfant de 6 mois dont le pancréas était douloureux. Il peut y avoir une tuberculose du pancréas et une syphilis de cet organe ; enfin ne peut-on soutenir, et nous y reviendrons au sujet de l'un des malades dont nous présentons l'observation, qu'il existe un pancréas cardiaque, comme il existe un foie cardiaque, un rein cardiaque, une rate cardiaque ?

Nous pouvons dès lors imaginer une théorie soutenue par notre Maître, opposée à celle de M. Lépine et différente encore de celles de Chauveau et Kauffmann, qui considèrent le pancréas comme modérateur de la glycogénie du foie.

Il n'est plus besoin de parler de sécrétion interne, qu'en somme personne n'a vue ; il suffit de dire que, lorsque la sécrétion externe, connue, du pancréas, ne peut se déverser au-dehors de l'organe (dégénérescence de la glande, aplasie de cette dernière ou du conduit, calculs, bouchons muqueux, action nerveuse ou vasculaire), elle passe dans le sang et va troubler dans le foie les cellules glycogéniques dont la secrétion, notamment, s'exagère. Ainsi se trouve expliquée cette assimilation du diabète à l'ictère, qui se produit toutes les fois que le cours de la bile est arrêté ; et si la première de ces affections est plus rare, cela tient à ce que le pancréas possède deux canaux au lieu d'un seul et que la perméabilité de l'un d'eux suffit au fonctionnement de l'organe.

Quoi qu'il en soit, le diabète reconnaît toujours sa cause dans le pancréas, et, ainsi que nous l'avons déjà dit dans une lésion de cet organe, que cette lésion soit macroscopique, comme dans le diabète maigre, microscopique, comme dans le diabète gras, ou purement dynamique comme dans le diabète nerveux. Ce dernier dépend d'une action nerveuse ou vasculaire sur le pancréas, et ici nous nous appuyons sur l'expérience de Bernstein.

Nous avons déja mentionné l'aplasie pancréatique comme cause du diabète. Lancereaux, qui insiste tout spécialement sur cet arrêt de développement du pancréas, lui donne comme conséquence un diabète excessivement grave. Il est certain que bien des diabètes de la seconde enfance reconnaissent cette cause, et M. Baumel l'a constatée chez un enfant de 13 ans. Chez les tout jeunes enfants, nous l'avons vu, on a aussi constaté du diabète, et rien ne nous empêche de penser que l'affection était due à un fonctionnement incomplet du pancréas ou du canal de Wirsung, de même qu'il y a un ictère des nouveaunés dû au fonctionnement incomplet du foie ou des canaux biliaires.

Et dès lors, nous sommes autorisés, semble-t-il, à imaginer un diabète congénital apparaissant dès la naissance et qui n'a pas encore été constaté, sans doute parce que n'en soupçonnant pas l'existence, on ne l'a jamais recherché.

MARCHE. — DURÉE. — PRONOSTIC
TERMINAISON

En dehors du diabète congénital, du diabète par défaut de développement du pancréas, on peut, mieux chez l'enfant que chez l'adulte, découvrir le début de la maladie. Dans certains cas, en effet, on trouve la date du traumatisme initial. On sait parfois à quelle époque remontent les symptômes et à quelle époque l'enfant s'est plaint de fatigues, de douleurs vagues, de céphalalgie, et a été atteint de soif vive, de mictions fréquentes.

Les constatations faites généralement de diabète infantile se rapportaient à des diabètes maigres, très graves et à évolution très rapide. Le petit organisme atteint ne présentait pas cette longue période de 15, 20, 30 années et plus, de lutte contre le mal, qu'offre l'adulte, et, très souvent, on voyait des accidents cérébraux rapprochés emporter le malade dans l'espace de quelques jours. D'autres fois, la marche était plus lente, mais non moins désastreuse, et, après des mois ou peu d'années, l'enfant finissait par succomber soit à des complications pulmonaires (tuberculeuses ou non), soit à une crise d'acétonurie, soit dans un état de cachexie progressive, résultat de l'intoxication diabétique.

On considérait donc que le pronostic du diabète était juste à l'inverse de l'âge du malade, et Sénac a pu dire : « Tout enfant diabétique est destiné à disparaître à bref délai ».

Pourtant, les Allemands et, plus près de nous, M. Baumel, faisaient la distinction entre deux diabètes infantiles : l'un grave et d'évolution rapide, l'autre léger et bénin.

Il est naturel, en effet, si nous nous reportons aux idées que nous avons plus haut émises, de considérer que le diabète, tenant à un défaut de développement de la glande pancréatique, pourra disparaître si cette glande persévère dans son développement. De même, le diabète lié à l'évolution dentaire — dépendant de l'excitation du plancher du quatrième ventricule excité à son tour par le trijumeau — pourra rétrocéder, et nous sommes persuadé qu'à l'avenir, on en aura bien des exemples, où l'on saura mieux découvrir chez l'enfant l'affection qui nous occupe et rechercher alors l'état de sa dentition.

Pourra rétrocéder aussi le diabète résultant d'une infection gastro-intestinale avec bouchons muqueux dans les canaux de la glande, car nous retrouvons ici le diabète bénin analogue à l'ictère bénin, en face du diabète maigre analogue à l'ictère grave.

Comment se termine le diabète infantile ?

Bouchardat disait avoir « constaté l'extrême fréquence de la complication, pour ainsi dire fatale de la phtisie pulmonaire succédant à la glycosurie chez les sujets âgés de moins de 15 ans ».

Depuis la thèse de Redon, nous savons que la terminaison par la tuberculose du poumon est bien plus rare qu'on ne le pensait. Les enfants diabétiques, en effet, succombent pour la plupart, soit à un état de dénutrition progressive résultant de l'autophagie, soit à une crise aiguë d'acétonurie, qui serait au diabète ce qu'est l'urémie au mal de Bright.

Nous n'entreprendrons pas ici l'étude du coma diabétique, qui ne diffère nullement, chez l'enfant, du coma de l'adulte.

DIAGNOSTIC

« Pour diagnostiquer le diabète, disait Kulz, qu'il s'agisse d'enfants ou d'adultes, il suffit d'y penser ». Mais il faut y penser, car le diabète peut rester longtemps méconnu, et l'on cite dans la littérature médicale l'histoire d'un malade qui apprit son état de son valet de chambre. Celui-ci, ayant remarqué des taches d'urines empesant le linge de son maître l'aborda et lui dit : «Vous êtes diabétique », ce qui fut confirmé.

Il est bien évident que la difficulté du diagnostic augmente dès qu'il s'agit de diabète infantile. Le médecin ne saurait donc trop rechercher les signes de cette maladie chez un enfant qu'on lui amène, atteint de céphalalgie et se fatiguant vite, surtout lorsque l'un des signes cardinaux existe, la polyurie, par exemple, avec ou sans polydipsie.

Le nouveau-né, nous l'avons dit, mouille son linge très fréquemment ; il est pâle avec la peau rugueuse et parfois de l'œdème ; son poids ne suit pas la progression normale, bien qu'il soit pour ainsi dire toujours pendu au sein de sa nourrice, que réclament ses pleurs et ses cris ; les tétées sont suivies de vomissements. La recherche se fait dans l'urine, au moyen de la liqueur d'Almen, le dosage au moyen de la liqueur de Fehling ou du saccharimètre, tout comme chez l'adulte. Nous jugeons inutile d'insister sur cette recherche.

TRAITEMENT

La thérapeutique du diabète chez l'enfant obéit aux mêmes indications que chez l'adulte en ce qui concerne le pancréas. Il s'agit de favoriser ses fonctions et sa sécrétion et pour cela les alcalins sont indiqués.

Le régime, ici encore, a une importance qui domine tout. Mais il est difficile de supprimer le lait à l'enfant qui ne peut encore être sevré. On peut, s'il s'agit d'allaitement mixte, couper le lait avec de l'eau et l'additionner d'eau de Vittel ou même d'eau de chaux.

Pour ce qui est des enfants qui mangent, on aura recours au régime usité chez les adultes, et consistant surtout dans la suppression des féculents et du sucre.

Mais la privation de pain et de sucre étant cruelle chez les enfants, le pain de soya et celui d'amande suppléeront le pain de froment, et, quant au sucre, on le remplacera par la saccharine. Cette substance s'élimine presque exclusivement par les reins, sans subir aucune modification. On peut donc l'employer pour donner un goût sucré à certains aliments ; la dose de 0 gr. 05 équivaut à un morceau de sucre ordinaire, et l'on prescrit habituellement un poids égal de bicarbonate de soude qui l'empêche de gêner la transformation de l'amidon et peut-être la digestion peptique.

L'hygiène comprendra aussi les soins de la peau, lotions avec de l'eau vinaigrée aromatique, bains tièdes qui font de l'antisepsie préventive et calment le prurit.

Les cures climatériques sont recommandées ; on enverra le petit malade dans un pays montagneux, mais on évitera l'impression du froid humide.

On n'oubliera jamais de faciliter l'évolution dentaire aux époques de l'enfance où elle se produit, par l'emploi des phosphates calcaires et plus particulièrement du lacto-phosphate de chaux.

Comme le diabète, par l'acidité qu'il amène dans la bouche, facilite la production du muguet, déjà si fréquent au cours de l'évolution dentaire, il sera bon de rechercher systématiquement cette complication. On la traitera, ainsi que l'indique M. Baumel, à l'aide d'un collutoire composé à parties égales de borate de soude et de miel rosat, et par la potion suivante, administrée toutes les trois heures, à raison de deux ou trois cuillerées à café dans l'intervalle des tétées :

Eau de chaux . . . } ââ 60 gr.
Eau de laitue . . . }
Sirop simple. . . . . . . 30 gr.
Teinture de musc. . . . . IV gouttes.

Il pourra être nécessaire de donner des médicaments nervins pour calmer l'état nerveux résultant de l'évolution dentaire ; le bromure répond à cette indication.

On sera très réservé dans l'emploi des opiacés.

L'huile de foie de morue est un des meilleurs reconstituants, lorsque l'état des fonctions digestives permet de l'employer.

Enfin, dans les cas qui ne rétrocèderaient pas à ce traitement, on pourra employer la pancréatine, mais on n'oubliera pas que cette substance est digérée par l'estomac.

Aussi, comme le fait remarquer M. Baumel, donnera-t-on peut-être, un jour, la préférence aux injections hypodermiques d'extrait pancréatique, tout en reconnaissant les inconvénients de toute piqûre chez l'enfant en général, et les dangers qu'elles peuvent faire courir aux diabétiques en particulier.

OBSERVATIONS

Observation Première

Due à M. le professeur Baumel et présentée par lui au Congrès international de Médecine, section de pédiatrie, 29 août 1900, Paris.

A. B..., née le 4 juin 1898, entre à l'Hôpital Suburbain (service de M. le professeur Baumel), salle des nourrissons, lit n° 2, le 20 décembre 1898.

Antécédents héréditaires. — Père bien portant, nous affirme la mère (fille-mère).

Celle-ci a eu la *chorée* à 15 ans. Elle a avorté au quatrième mois de sa précédente grossesse, il y a trois ans.

Antécédents personnels. — Née à terme ; *éruption généralisée* de nature inconnue le *quatrième jour après la naissance*.

Histoire de la maladie actuelle. — Cette enfant nous fut présentée par sa mère, à la consultation externe, *quinze jours avant son entrée à l'hôpital*.

On nous raconta que la fillette avait, *depuis une vingtaine de jours environ*, les *paupières enflées* ainsi que les *mains* et les *jambes ;* il fut facile de constater, à ce moment-là, qu'il en était encore ainsi.

On ajouta que la petite malade *urinait souvent et beaucoup plus* que ne le font, d'ordinaire, les enfants de cet âge ; que les urines étaient totalement décolorées et semblables à de l'eau ;

que la fillette *désirait constamment le sein* et *qu'elle n'était jamais rassasiée ;* qu'elle vomissait parfois ; *qu'elle se démangeait.*

La mère avait déjà montré sa fille à deux médecins de la ville ; le premier lui avait dit qu'il s'agissait d'un refroidissement (néphrite) ; le second avait demandé à faire l'analyse des urines, qui fut pour lui *négative.*

Ce dernier, comme les urines étaient absolument décolorées, demanda à la mère si elle ne lui avait pas apporté tout simplement de l'eau de fontaine.

Après ce récit, nous examinâmes, à notre tour, la petite malade.

Nous fûmes tout de suite frappé par l'*œdème* très accusé dont les paupières, les jambes, le dos, les mains étaient le siège.

Nous ne trouvâmes rien au poumon, rien au cœur.

Le pouls était plutôt rare pour un enfant de six mois. Il ne donnait que 75 à 80 pulsations à la minute.

Le *ventre était volumineux, légèrement météorisé.*

Cet examen terminé, nous procédâmes à l'analyse des urines que la mère avait eu la bonne idée de nous apporter.

Comme coloration, elles ressemblaient à de l'eau de fontaine.

Nous en fîmes une analyse qualitative au point de vue albumine d'abord, elle fut négative.

Nous regardâmes ensuite au point de vue sucre. Sur-le-champ nous n'obtînmes rien. Notre embarras était grand et nous avions conclu à l'existence d'une néphrite aiguë sans albumine (?)

La petite malade et sa mère étaient parties et déjà loin de nous, lorsque nous nous aperçûmes que le tube dans lequel nous avions mis en présence et chauffé la liqueur de Fehling et l'urine, contenait un *précipité* peu abondant, il est vrai, mais *couleur rouge-brique* caractéristique, qui s'était formé insensiblement et, pour ainsi dire, après coup.

Heureusement, cette femme et sa fille vinrent se présenter à la consultation une seconde fois, huit jours après, ce qui nous permit de procéder à un nouvel examen des urines au point de vue du sucre. Le *précipité rouge-brique* ne se montra *de nouveau* que deux ou trois minutes après que l'urine et la liqueur de Fehling eurent été mélangées et chauffées.

Nous conseillâmes à la mère d'entrer à l'hôpital avec sa fille pour nous livrer à de nouvelles et plus précises recherches. Elle accepta, mais elle n'entra que huit jours plus tard. Ce même jour, nous pûmes encore nous rendre compte que l'œdème des paupières, du dos, des mains, des jambes et des pieds était stationnaire.

La polyurie, la polydipsie, les démangeaisons cutanées, persistaient, d'après la mère, avec la même intensité qu'auparavant.

Le 20 décembre 1898, la mère et l'enfant entrent à l'hôpital.
Poids de la fillette, 4 kil. 210 grammes.

Paupières, dos, mains, jambes, toujours œdématiés ; urines aqueuses, pas de diarrhée, ventre ballonné.

L'examen qualitatif des urines ne donne rien pour l'albumine, mais révèle, au moyen de la liqueur de Fehling, la présence du sucre.

Pas de dents. Signes d'évolution dentaire (salivation, mâchonnements, etc.).

Traitement. — Eau de lactophosphate de chaux à 5 p. 0/0, 20 grammes. Tétées toutes les 3 heures.

Le 22, les œdèmes ont légèrement diminué ; un peu de bronchite, quelques *vomissements*.

Looch blanc 120 gram., benzoate de soude 60 centigram.

Le 25, *vomissements, muguet, diarrhée verte*. OEdèmes diminuent.

Collutoire au borate de soude et miel rosat ââ p. é, potion du muguet (à l'eau de chaux, 60 gram. pour 150).

Précipité rouge-brique dans les urines chauffées avec la liqueur de Fehling.

Le 27, œdèmes à peu près disparus. Toujours *précipité rouge brique*. Poids, 4 k. 110. L'enfant a perdu 100 gram. Cette diminution de poids, coïncidant avec la disparition des œdèmes, lui est attribuée.

2 janvier 1899, *toujours précipité rouge-brique avec la liqueur de Fehling.*

3, poids 4 k. 165. Augmentation sur la précédente pesée de 55 gram. soit 8 gram. par jour.

5, envoi d'un échantillon d'urine à M. le Dr Moitessier, professeur-agrégé de chimie, chef du laboratoire des cliniques, qui répond le lendemain : « L'urine envoyée jeudi, 5 janvier, du service de M. Baumel contient *1 gr. 50 de glycose par litre* ».

10, l'œdème des paupières reparaît. *Toujours réaction caractéristique du glycose avec la liqueur de Fehling.*

Poids, 4 k. 270, Augmentation sur la pesée précédente de 105 gram., soit 15 gr. par jour. La polyurie et la polydipsie persistent.

12, œdème des paupières, des jambes et léger œdème du dos des mains.

M. Moitessier, à qui des urines ont été envoyées à nouveau, nous adresse une note ainsi conçue : « L'urine envoyée le 11 janvier au laboratoire contient *1 gram. de glycose par litre* ».

13, œdèmes continuent ; foie douloureux et augmenté de volume ; gros ventre. La percussion de l'*estomac* est *tympanique*. Cet organe est dilaté. *La percussion profonde est douloureuse suivant une ligne transversale et pancréatique.*

15, œdèmes diminuent. Les deux incisives médianes inférieures sont sur le point de percer la gencive ; elles se voient par transparence.

17, presque plus d'œdèmes aux paupières supérieures ; encore un peu au dos, aux mains et aux jambes.

Poids, 4 k. 390. Augmentation de 120 gr. sur la pesée précédente malgré la diminution des œdèmes, soit 17 gram. environ par jour.

La liqueur de Fehling est légèrement *réduite*.

21, disparition à peu près complète des œdèmes. Des urines sont envoyées ce jour-là au laboratoire des cliniques.

24, note de M. Moitessier ainsi conçue : « L'urine qui a été envoyée, au laboratoire, samedi 21 janvier, avec l'indication : Crèche n° 3, A..., *réduit très légèrement la liqueur de Fehling et la liqueur d'Almen* (sous-nitrate de bismuth en solution alcaline). Les essais en vue d'obtenir des cristaux de glucosazone, pour l'identification de la substance réductrice avec le glycose, n'ont pas donné de résultat positif ».

26, œdèmes complètement disparus. *Plus de précipité rouge brique des urines traitées par la liqueur cupro-potassique.*

30, *plus de sucre dans les urines. Les démangeaisons continuent*, tandis qu'il se fait sur tout le corps une *desquamation furfuracée.*

La mère de notre petite malade demande qu'on lui signe son billet. Elle sort ce jour-là de l'hôpital.

Depuis lors, nous avons eu l'occasion de revoir la petite A. B... et de la soigner à plusieurs reprises, d'abord pour une broncho-pneumonie, puis pour une varicelle, enfin tout récemment pour une rougeole dont elle est complètement guérie depuis fin juin 1900. Elle a en ce moment la coqueluche.

La guérison de son diabète est restée définitive jusqu'à ce jour (23 juillet 1900).

Réflexions

La cause de la maladie, malgré l'existence de la chorée chez la mère à l'âge de 16 ans, qui pourrait satisfaire les partisans de l'hérédité nerveuse du diabète, fut rapportée à l'évolution dentaire.

La petite malade, en effet, bien qu'âgée de 7 mois, n'avait pas encore ses premières dents. Il se faisait donc chez elle une évolution dentaire intra-maxillaire, la plus pénible, par conséquent, et la plus propre à exciter par le trijumeau le centre glycosurique du plancher du quatrième ventricule.

Le diabète fut donc déclaré curable, et le pronostic s'est trouvé justifié.

Observation II

(Inédite)

Louis Chaman, 11 mois, entre à la Clinique des maladies des enfants, crèche des enfants malades, lit n° 3, le 16 octobre 1900. Il est accompagné de sa mère.

Antécédents personnels : Né à terme, élevé à la bouteille, non réglé dans les prises de lait, n'a ni frère ni sœur.

Antécédents héréditaires : Mère relativement bien portante, a eu la fièvre typhoïde l'été dernier. Elle présente un abcès froid à la région cervicale, abcès qui s'est montré 2 mois après son accouchement. Depuis un mois a des maux de tête matutinaux et se plaint de perdre ses cheveux. Pas de fausses-couches. Fille-mère. Père bien portant.

Histoire de la maladie actuelle : Le début de la maladie remonte à l'âge de cinq mois. Elle commença à se manifester par des convulsions, cinq convulsions coup sur coup. La dernière, très forte, laissa de l'opisthotonos qui persista deux mois. A partir de ces accidents convulsifs, l'entourage remarqua que la tête de l'enfant grossissait à vue d'œil.

16 octobre. — Tête volumineuse, les deux bosses frontales saillantes, gros ventre, dilatation d'estomac très accentuée. Bras droit légèrement contracturé. Doigts de la main droite en extension forcée. Tête remue constamment. Etat de la dentition : deux incisives médianes inférieures ; a mis sa première incisive à 9 mois, la deuxième un mois plus tard.

Traitement. — Sirop de lactophosphate de chaux à 5/100, 20 grammes.

Régime. — Lait toutes les 3 heures, un litre 1/4 de lait par 24 heures.

20 octobre. — Mouvements incessants de la tête sur l'oreiller. Aussi manque-t-il la plupart des cheveux au niveau de l'occiput.

23 octobre. — *Traitement*. — Iodure de K   20 centigr.
                                Eau . . .   20 grammes.

Une cuillerée à café toutes les six heures.

24 octobre. — Le petit malade est très altéré.

25 octobre. — Erythème interfessier.

30 octobre. — Nez et yeux coulent abondamment.

Traitement. — Suppression de l'iodure.

31 octobre. — Joue droite très rouge. Se gratte constamment la nuque.

2 novembre. — Convulsion localisée d'abord à la langue, puis généralisée à tout le corps.

3 novembre. — Strabisme interne de l'œil droit.

Triatement. — Chloral . . 0.25 centigrammes.
Sirop simple 20 grammes
Eau . . . 40 grammes

6 novembre. — Plus de convulsions. Incisives médianes supérieures se dessinent sous la muqueuse gingivale.

On reprend l'iodure, 0,20 centigrammes.

13 novembre. — Sucre dans les urines. Suppression de l'iodure.

15 novembre. — Nez coule abondamment. La mère dit que son bébé urine très souvent, est très altéré. Traces de sucre dans les urines.

20 novembre. — Plus de sucre dans les urines.

RÉFLEXION

Le diabète observé dans ce cas pouvait être rapporté à l'évolution dentaire, puisque le malade a mis sa première incisive à 9 mois seulement.

Il pouvait être considéré aussi comme dépendant d'une compression du 4me ventricule par le liquide céphalo-rachidien ; nous remarquons, en effet, que la disparition du sucre dans l'urine a coïncidé avec une diminution de l'hydrocéphalie que nous constatons par la dépressibilité plus grande de la fontanelle brigmatique.

Observation III

(Inédite)

Guérin Joseph, agé de trois ans et demi, fils de père inconnu et de Marie Guérin.

Antécédents héréditaires. — On ne sait rien sur les antécédents héréditaires du malade.

Antécédents personnels. — Cet enfant a déjà fait un long séjour à la clinique des maladies des enfants.

Au mois de juin de cette année, il entrait au pavillon des contagieux, atteint de rougeole.

Au mois de juillet, il eut une broncho-pneumonie qui nécessita son admission dans la clinique médicale des enfants.

Auparavant, dès les premiers jours de l'année 1900, il avait été en traitement à la clinique chirurgicale pour mal de Pott, et l'observation prise dans le service de M. le professeur Estor nous rapporte ce qui suit :

« Il existe une gibbosité comprenant les vertèbres dorsales depuis la septième jusqu'à la douzième inclusivement. Cette gibbosité est peu douloureuse à la pression. Elle n'est pas nettement angulaire, ce qui démontre que plusieurs corps vertébraux sont effondrés. Pas d'abcès par congestion.

» L'enfant a de la peine à se tenir debout, et pour supporter le poids des épaules et de la tête il appuie ses mains sur les genoux.

» Pas de paralysie des membres inférieurs.

» Pas de contracture.

» Bon état général.

» On a essayé à plusieurs reprises d'immobiliser la colonne

vertébrale au moyen d'appareils plâtrés. Chaque fois on a été obligé d'enlever l'appareil, à cause de la dyspnée, dyspnée constante et qui oblige l'enfant à faire effort pour respirer. »

Le malade entre à nouveau à la clinique médicale des enfants le 24 octobre, lit n° 10.

L'état des lésions pottiques est exactement semblable à celui plus haut décrit.

On remarque, de plus, que le thorax est déformé, autrement que par une flexion en avant ; il existe un aplatissement bilatéral de cette région et le sternum est en forme de carène, tous signes de rachitisme.

On constate encore de la gêne du cœur droit, un gros foie et une grosse rate.

Il existe un gros ventre et de la matité à la percussion sur toute l'étendue de l'abdomen. Comme l'enfant est entré pour diarrhée verte et vomissements, on porte le diagnostic de gastro-entérite.

De plus, le malade nous présente huit furoncles du cuir chevelu : trois dans la région temporale droite, un dans la région temporale gauche, trois dans la région occipitale, un sur le vertex.

Traitement. — Benzonaphtol 0,60 centigrammes.
                Julep . . . 120 grammes.

Les furoncles sont incisés et lavés à l'eau boriquée mélangée, en parties égales, à une solution de sublimé à 1/1000. On les panse à la poudre de salol, recouverte elle-même de gaze salolée.

Le 10 novembre, on examine les urines :

Pas d'albumine.

Mais il se fait une réduction de la liqueur de Fehling, avec précipité rouge-brique. Les urines sont examinées le lendemain par l'interne en pharmacie de l'Hôpital, et ensuite par M. le professeur Jadin, de l'Ecole supérieure de Pharmacie. Ce dernier constate la présence du sucre dans les urines, mais en petite quantité. Le dosage quantitatif n'a pas été fait.

A partir de ce jour, on supprime tout traitement médicamenteux et le pansement des furoncles à la poudre de salol ; on se sert seulement d'eau boriquée.

Le lendemain, les urines présentent la même réaction et, de plus, donnent, avec un mélange de bismuth et de soude, un précipité noir.

Le 12, sucre dans les urines.

Le 13, le 14 et le 15, même constatation.

Du 15 au 18, pas d'examen : il a été impossible de recueillir les urines du malade.

Le 18, on envoie les urines au laboratoire de l'hôpital : pas de résultat.

Le 20, nouvel examen des urines du matin fait au laboratoire de la clinique des enfants : pas de réduction de la liqueur de Fehling.

Du 21 au 28, on retrouve des traces de sucre dans les urines.

Le 28 novembre, l'examen des urines est fait par M. le professeur Jadin, dont voici les constatations :

« L'urine n'a que des traces de sucre, en quantité très faible et indosable ; la liqueur de Fehling est à peine réduite.

» Comparativement à l'urine que nous avions examinée il y a quelque temps, celle-ci contient bien moins de sucre. »

Depuis lors, il y a toujours eu des traces de sucre dans les urines, jusqu'au 10 décembre, où nous n'avons pu les déceler, bien que la densité de l'urine soit de 1,016, alors que chez le malade faisant l'objet de l'observation n° 2, et dont la glycosurie a totalement disparu, elle est seulement de 1,008.

Ajoutons que la gastro-entérite qui avait occasionné l'entrée du malade à la clinique avait disparu au bout de peu de jours.

RÉFLEXIONS

Ici, comme on peut en juger, nous nous trouvons en présence de plusieurs théories pathogéniques pour expliquer la glycosurie observée.

Nous pouvons songer tout d'abord à un diabète infectieux dépendant de la gastro-entérite ; mais, ainsi que nous l'avons relaté, cette dernière a disparu après quelques jours de traitement.

Nous pouvons incriminer la tuberculose, car le malade est atteint du mal de Pott, et ce dernier est fréquemment sous la dépendance de l'action du bacille de Koch. Or, il peut y avoir une tuberculose du pancréas, en même temps qu'une tuberculose des vertèbres.

Nous pouvons songer encore à une péri-pancréatite, puisque la matité particulière de l'abdomen du jeune malade nous indique qu'il existe chez lui de la péritonite et des adénites multiples du mésentère, qui, du reste, accompagnent souvent le rachitisme. Il peut donc y avoir des adhérences de la glande pancréatique qui troublent sa fonction et, par rétention de sa sécrétion, amènent la glycosurie.

L'explication, cependant, qui tend à nous séduire, nous est révélée par l'état du cœur, des poumons du foie et de la rate.

La déformation thoracique amenée par le mal de Pott est bien faite pour troubler la circulation pulmonaire, et nous savons que cet enfant a la dyspnée facile.

Cette gêne a retenti sur le cœur droit, et l'insuffisance tricuspidienne fonctionnelle du malade est, somme toute, un bien pour lui, de même que l'hypertrophie du foie qui, entraînant de l'hypersécrétion biliaire, explique la diarrhée observée chez nôtre sujet, de même que l'hypertrophie de la rate, car nous savons que la rate est en quelque sorte la soupape de sûreté de la circulation porte.

Et nous pouvons rapporter dès lors le diabète, dans ce cas, à un pancréas cardiaque, analogue au foie cardiaque et à la rate cardiaque que nous avons constatés. Le pronostic n'est donc mauvais que parce que l'état général de l'enfant est très grave, et que c'est sur les deux affections, mal de Pott et rachitisme, que s'est greffé le diabète.

CONCLUSIONS

I. — Le diabète sucré de l'enfant, quoique rare, a été souvent méconnu, car la glycosurie chez lui passe facilement inaperçue ; or glycosurie et diabète sont deux termes synonymes, avec seulement une question de degré.

II. - Il est toujours lié à une lésion du pancréas, lésion directe ou indirecte.

III. — L'influence de l'hérédité est à peu près nulle.
L'insuffisance glandulaire du pancréas peut être due à l'infection.
Elle peut être due à un défaut de développement de l'organe et l'enfant naît diabétique.
Elle peut être due à l'évolution dentaire.

IV. — Les symptômes sont les mêmes que ceux de l'adulte.

V. — Le pronostic est très grave dans les cas qui tiennent à une altération cellulaire du pancréas.
Il est favorable, au contraire, dans le diabète congénital et le diabète de dentition.

VI. — Le traitement consiste dans l'emploi des alcalins et dans un régime alimentaire approprié.

INDEX BIBLIOGRAPHIQUE

BALLANTYME. — Maladies du fœtus (diabète fœtal) *in* Grancher, 5° vol.
BAUMEL. — Maladies de l'appareil digestif, 2 vol., 1888.
— Annexes des maladies de l'appareil digestif.
— Pancréas et Diabète, in *Montpellier-Médical*, 1881-82.
— *Montpellier-Médical*, 1892.
— Congrès de médecine, Paris, 1900.
BERNARD (Cl.). — Mémoire sur le pancréas, 1856.
— Leçons sur le diabète, 1877.
BIELOOUSSOFF (Mlle).—Diabète sucré chez les enfants. Thèse de Paris, 1893-94.
BINET. — La glycosurie à l'état normal étudiée principalement chez les enfants. *Rev. médic. de la Suisse rom.* Genève, 1892.
BOUCHARDAT. — De la glycosurie ou diabète sucré. Paris, 1883.
BOUCHUT. — Traité pratique des maladies du nouveau-né, 1878.
CHAUVEAU et KAUFFMANN. — Compte rendu de l'Académie des sciences, 13 mars 1893.
CHARVIN. — Diabète pancréatique expérimental d'origine infectieuse. Congrès de médecine, Lyon, 1894.
DESCROIZILLES. — Traité des maladies des enfants.
D'ESPINE et PICOT. — Manuel pratique des maladies de l'enfance. Paris, 1880.
DREYFOUS. — Pathogénie et accidents nerveux du diabète sucré. Thèse d'agrégation, Paris, 1883.
GIRAL. — Clinique des maladies des enfants à Montpellier. Compte rendu annuel. *Gaz. hebdom.*, Montpellier, 1891.
GRANCHER, COMBY et MARFAN. — Maladies de l'enfance.
HÉDON. — Extirpation du pancréas. Diabète sucré. *Arch. de méd expérim.*, 1890.
LANCEREAUX. — *Union Médic.*, 1880. T. XXIX.
— *Bullet. Acad. de médec.*, 1888. T. XIX.

LANCEREAUX. — *Bullet. Méd.*, 1890, Division du diabète.
— Clinique (Pitié, Hôtel-Dieu, 1890-91). Diabète pancréatique.
— Congrès de médecine, Lyon, 1894, p. 101.
— D'une forme de diabète sucré des adolescents lié à l'aplasie pancréatique, juin 1898.
LAPIERRE. — Sur le diabète maigre. Thèse de Paris, 1879.
LÉCORCHÉ. — Traité du diabète sucré, 1877.
LÉPINE. — Des relations existant entre le diabète et le pancréas. *Revue méd.*, 1892.
LEROUX. — Diabète sucré chez l'enfant. Thèse de Paris, 1880.
H. LEROUX. — Diabète sucré, in Grancher, 2° vol.
VON MERING ET MINKOWSKI. — *Archiv. fur. Exper. Pathol.*, 1889-90.
— Diabète mellitus nach total pancréas extirpation (Société de méd. de Strasbourg, 1889).
MINKOWSKI. — L'ectopie pancréatique empêche l'éclosion du diabète. C. R. de méd. interne de Wiesbaden, août 1892.
— Diabète sucré consécutif à l'extirpation du pancréas. *Berliner Klinis. Wochenschrift*, 1892, n° 26.
REDON. — Diabète sucré chez l'enfant. Thèse de Paris, 1877.
ROJAS. — Contribution à l'étude du diabète sucré chez les enfants. Thèse de Paris, 1887.
SANDWERS ET HAMILTON. — *Edimb. medic. Journ.*, juillet 1879.
ROBERT SAUNDBY. — Anatomie pathologique du diabète.
— Lectures on diabètes. London, 1891, p. 67.
J. SIMON. — Généralités sur les maladies des enfants. *Rev. méd. de l'Est*, t. XXII, p. 720.
— Sur la mortalité des enfants, principalement dans le jeune âge. *Rev. méd. de l'Est*, 1892, t. XXI, p. 654.
TEISSIER. — La contagion du diabète. Congrès de Lyon, 1894, p. 99.
THIROLOIX.— Greffe pancréatique. (Soc. biologique, 17 décembre 1892).
— Notes sur la physiologie du pancréas. *Archives de phys. normale et pathol.* 1892.
— Diabète maigre. Pancréas diminué de volume. Lésion bulbaire. (Société anat., Paris, 1892).
VOGEL. — Traité des maladies des enfants. Stuttgart.
WEST. — Leçons sur les maladies des enfants.

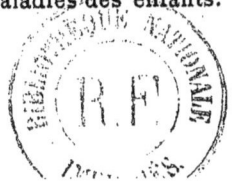